Quem fez XIXI na minha cama?

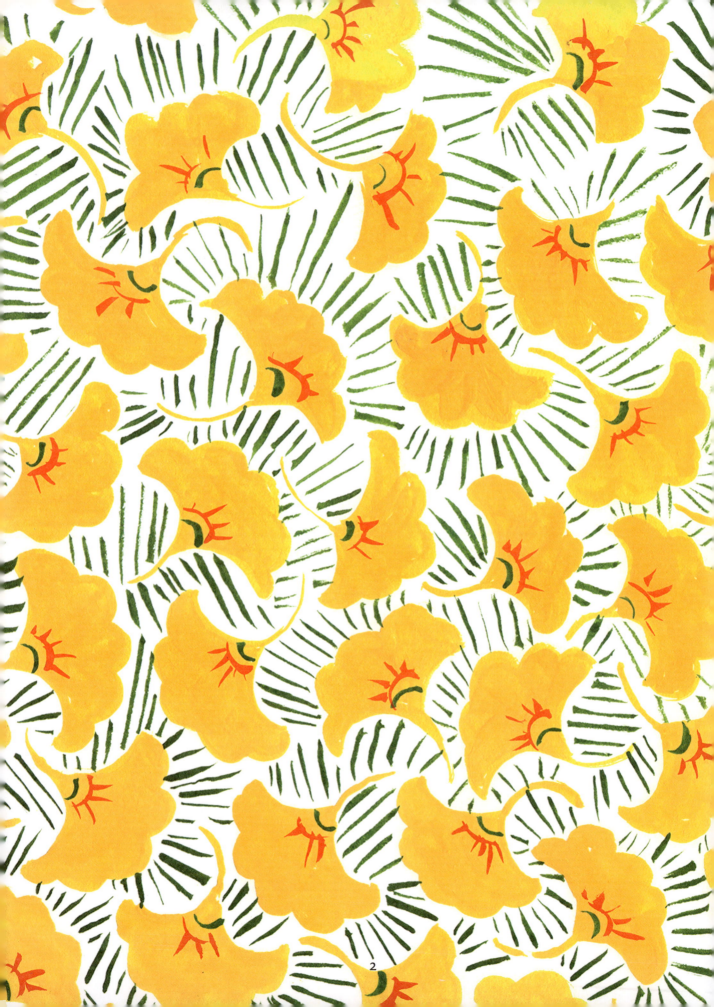

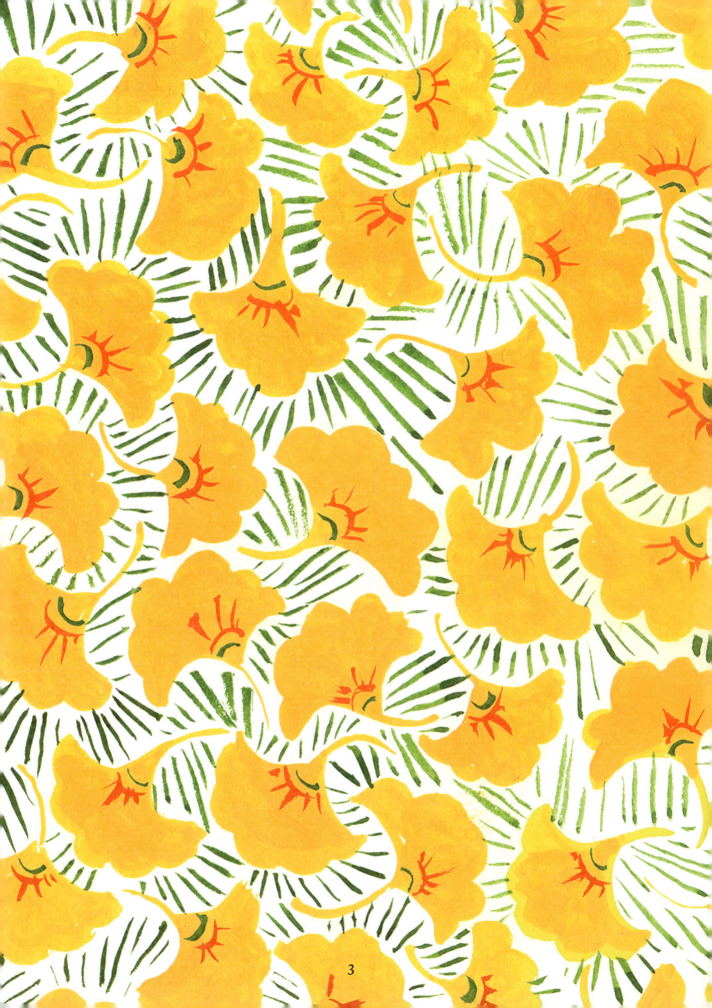

*Para você, Marie-Hélène, minha perolazinha, vamos, vamos,
antes que o tempo da infância se vá!*

*Obrigado a Étienne Delessert, e a Alice e Mathilde,
minhas editoras tão bacanas.*
A. S. D.

Para Baptiste e Camille
C. P.

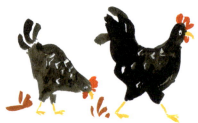

Copyright © 2023 by Editora Globo s. a.
Qui a fait pipi dans mon lit ? © Gallimard Jeunesse, 2022

Todos os direitos reservados. Nenhuma parte desta edição pode ser utilizada ou reproduzida — em qualquer meio ou forma, seja mecânico ou eletrônico, fotocópia, gravação etc.— nem apropriada ou estocada em sistema de banco de dados sem a expressa autorização da editora. Texto fixado conforme as regras do novo Acordo Ortográfico da Língua Portuguesa (Decreto Legislativo no 54, de 1995).

Título original: Qui a fait pipi dans mon lit?
Editor responsável: Lucas de Sena
Assistente editorial: Jaciara Lima
Revisão: Andressa Bezerra
Diagramação: Ana Clara Miranda

CIP-BRASIL. CATALOGAÇÃO NA PUBLICAÇÃO
SINDICATO NACIONAL DOS EDITORES DE LIVROS, RJ

D999q

Dzotap, Alain Serge
  Quem fez xixi na minha cama? / Alain Serge Dzotap ; ilustração Clémence Pénicaud ; tradução Erika Nogueira Vieira. - 1. ed. - Rio de Janeiro : Globinho, 2023.
  : il. ; 23 cm.

  Tradução de: Qui a fait pipi dans mon lit?
  ISBN 978-65-88150-89-4

  1. Ficção. 2. Literatura infantojuvenil camaronense (Francês). I. Pénicaud, Clémence. II. Vieira, Erika Nogueira. III. Título.

23-82232

CDD: 808.899282
CDU: 82-93(671.1)

Meri Gleice Rodrigues de Souza - Bibliotecária - CRB-7/6439

1ª edição | 2023
Direitos de edição em língua portuguesa para o Brasil
adquiridos por Editora Globo s.a.
Rua Marquês de Pombal, 25 – 20230-240 – Rio de Janeiro – rj
www.globolivros.com.br

Alain Serge Dzotap • Clémence Pénicaud

Quem fez XIXI na minha cama?

Tradução: Erika Nogueira Vieira

GLOBINHO

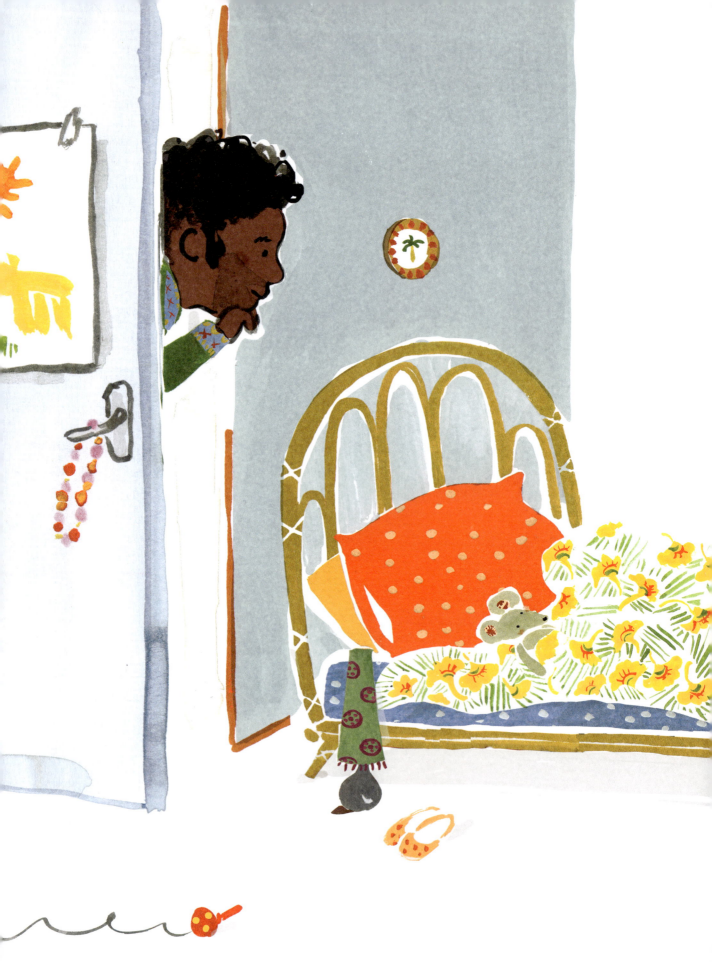

Acordei de manhã e estava toda encharcada!
Quando meu pai viu a minha cara, entendeu tudo.
— Agora já chega! — ele ralhou.
E veio correndo para o meu lado...

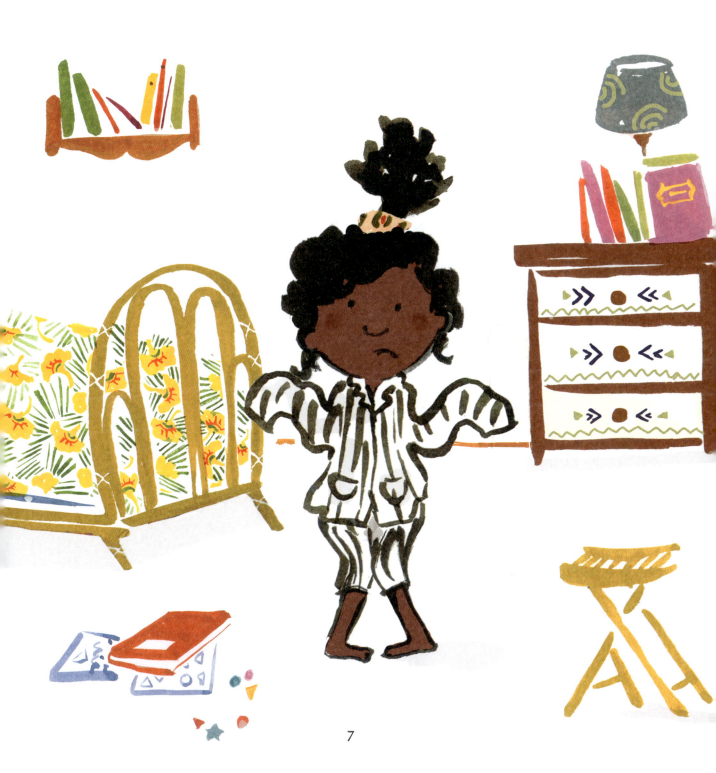

Num piscar de olhos, meu pijama voava pelos ares!
Meu pai olhou para ele com cara de bravo e disse:
— Você teve coragem de fazer xixi de novo na minha neném?!
Ah, mas agora a coisa vai ficar feia pra você, seu danado!

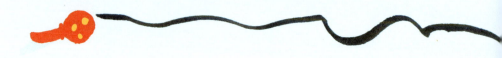

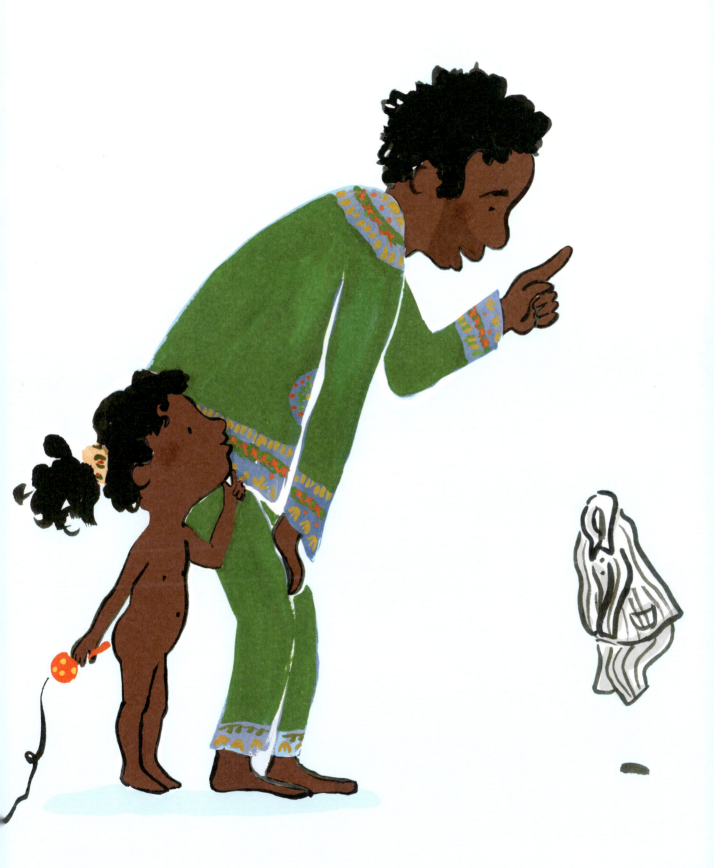

Na mesma hora, meu pai encheu uma baciona de água bem gelada. Colocou sabão em pó lá dentro e, sem nem deixar tempo para ele reclamar, mergulhou o meu pijama na água cheia de espuma.
PLUF!

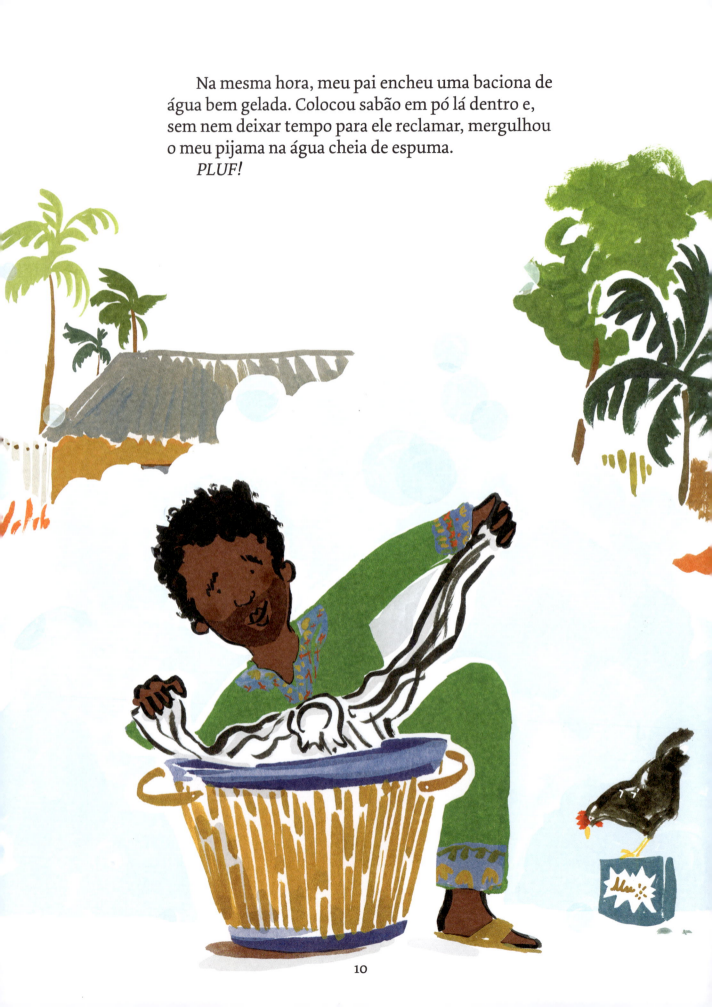

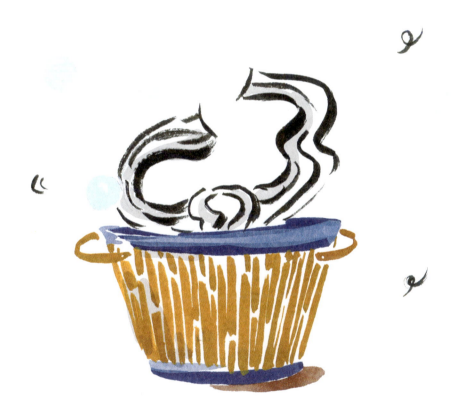

Eu bem vi que ele tentava espernear, lutar...
Meu pai não quis nem saber!

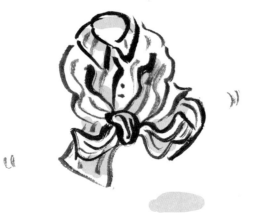
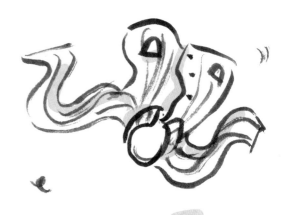

E *tchá-tchá! Tchá-tchá!*
Ele começou a esfregar o pijama com muita força enquanto resmungava alguma coisa.
Tchá-tchá! Tchá-tchá!
— Mas você vai ver só!
Tchá-tchá! Tchá-tchá!
— Quero só ver você molhar a minha neném agora!

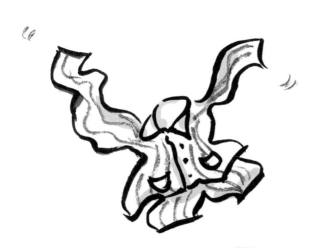
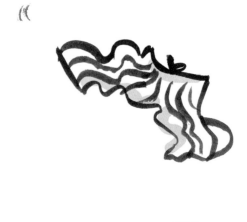

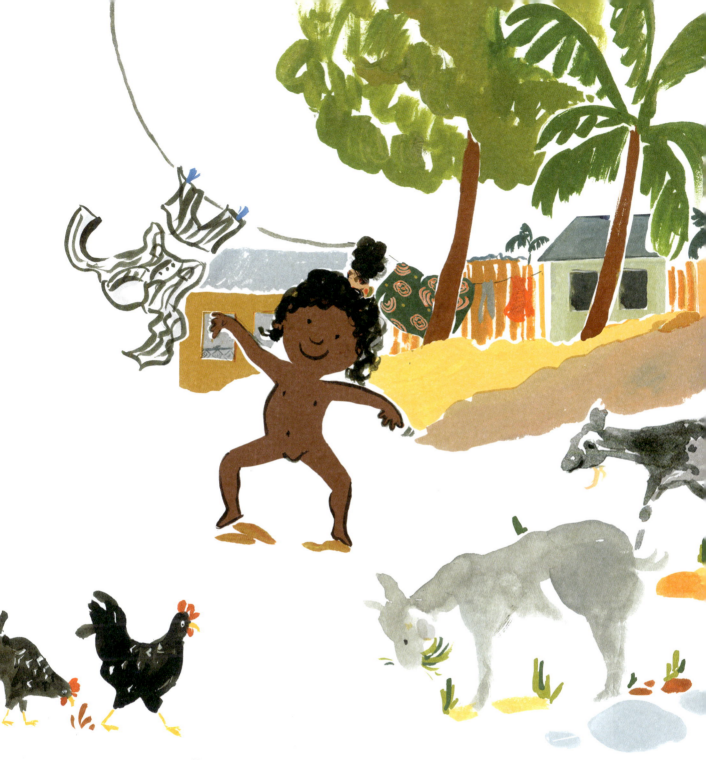

Meu pijama estava tiritando de frio, se contorcendo.
Já eu, dançava de alegria e dizia:
— *Achoucka ngongoli*! Bem feito pra você!

Quando meu pai terminou de esfregar meu pijama, enxaguou, sacudiu bem forte e colocou para secar de ponta-cabeça! Com as duas pernas para o alto!

Meu pai me deu um banho com água morna. Ele até me deixou espalhar para todo lado aquela espuma tão cheirosa... Então, meu pai calçou em mim meus sapatos brilhantes e me ajudou a colocar meu vestido lindo que voa quando eu rodo como um pião...

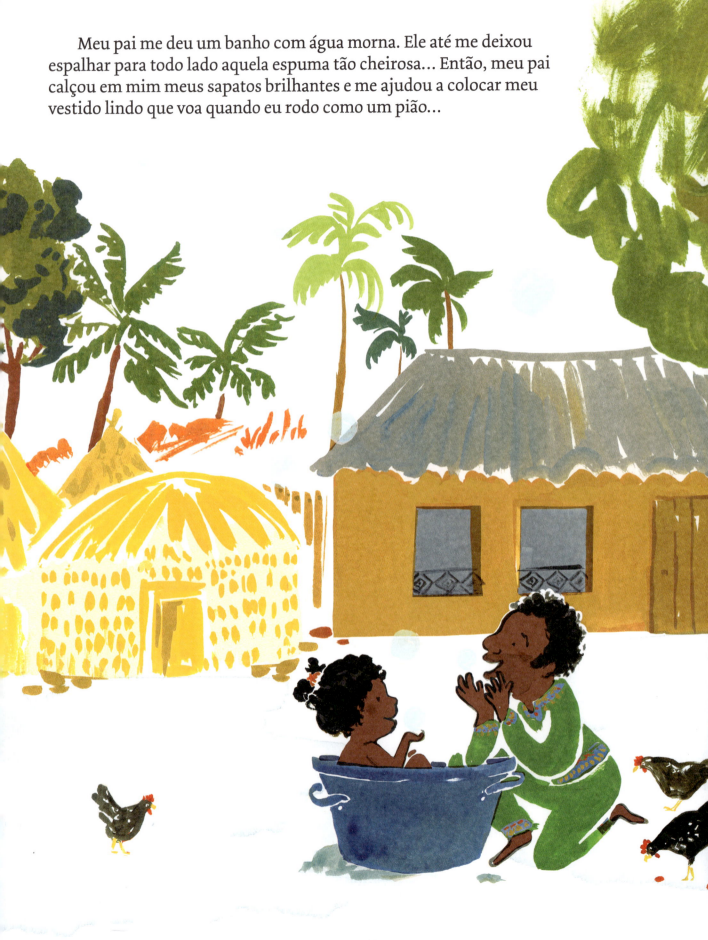

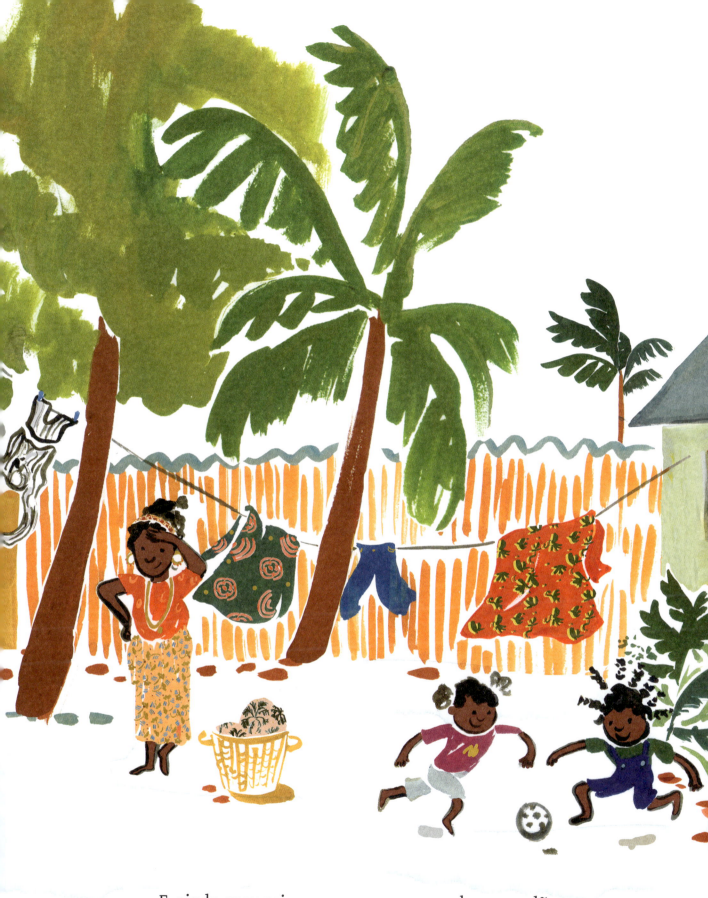

E, ainda, meu pai me ergueu nos seus ombros grandões
e a gente foi visitar a minha avó Ma'a.

Na casa da minha avó Ma'a, comi frango com amendoim. Eu tentei pegar os peixinhos que nadavam no vestido dela, contar os barulhos que as pulseiras dela faziam e segurar com a mão os reflexos tão bonitos do colar que ela usava...

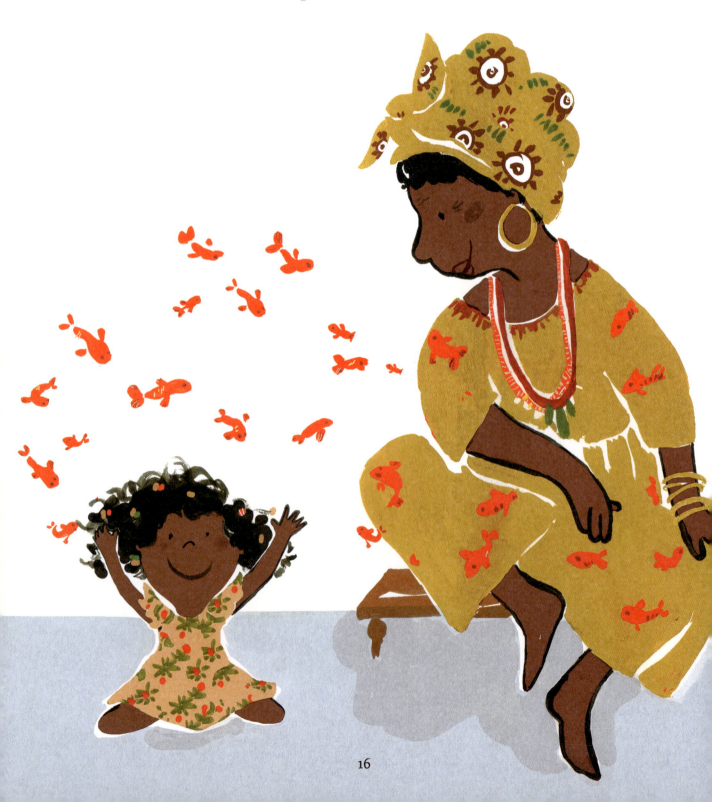

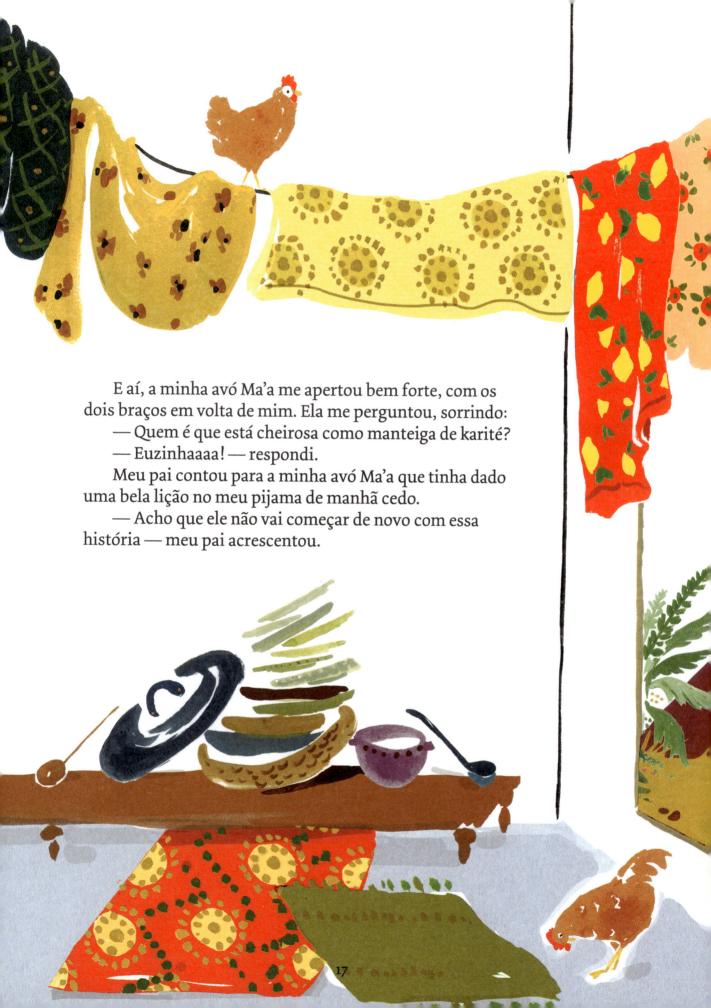

E aí, a minha avó Ma'a me apertou bem forte, com os dois braços em volta de mim. Ela me perguntou, sorrindo:
— Quem é que está cheirosa como manteiga de karité?
— Euzinhaaaa! — respondi.
Meu pai contou para a minha avó Ma'a que tinha dado uma bela lição no meu pijama de manhã cedo.
— Acho que ele não vai começar de novo com essa história — meu pai acrescentou.

Minha avó entendeu tudo. Ela gargalhou bem alto e disse:
— Tal pai, tal filha!

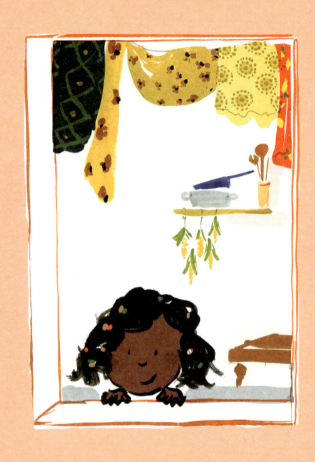

Mas eu não entendi foi nada.
Tal pai, tal filha? Se a gente não é nada parecido um com o outro...
Eu tenho um montão de cabelo.
E sapatinhos que brilham.
E mãos bem pequenas...

Minha avó cochichou alguma coisa em segredo no ouvido do meu pai. A gente não deve ouvir tudo o que os adultos falam, não é mesmo?

Depois, minha avó fez um carinho no meu cabelo e eu disse tchau para ela.

Dei um monte de beijos nela também... Mas foi engraçado, porque a minha avó Ma'a tem a pele enrugada, como se fosse papel amassado.

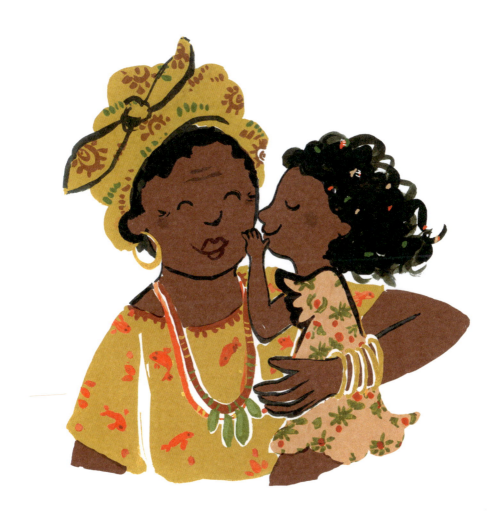

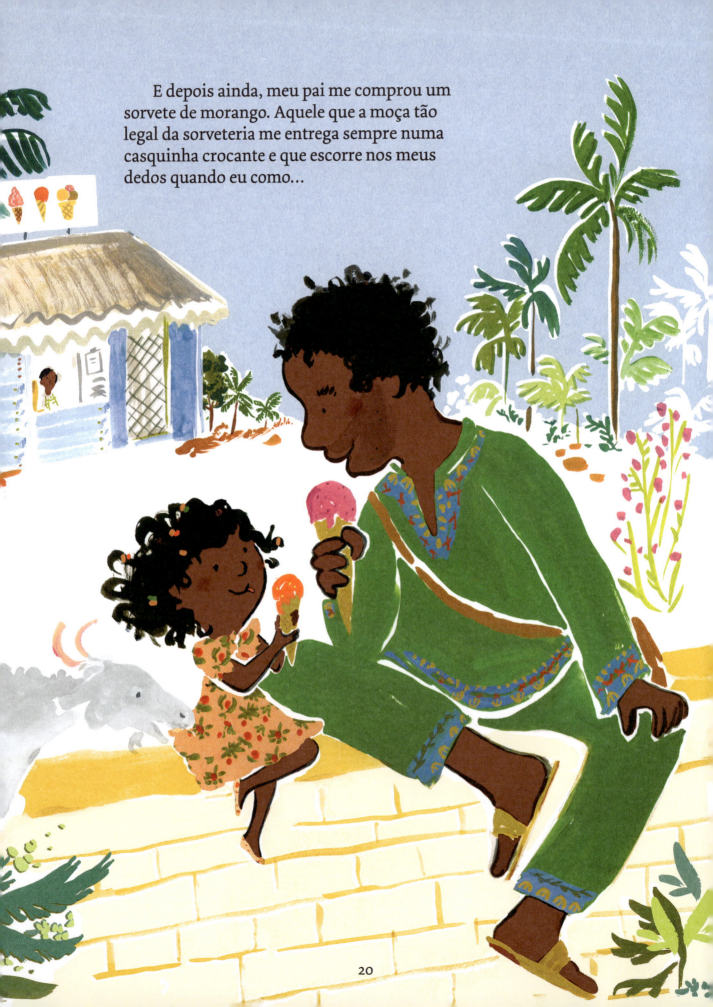

E depois ainda, meu pai me comprou um sorvete de morango. Aquele que a moça tão legal da sorveteria me entrega sempre numa casquinha crocante e que escorre nos meus dedos quando eu como…

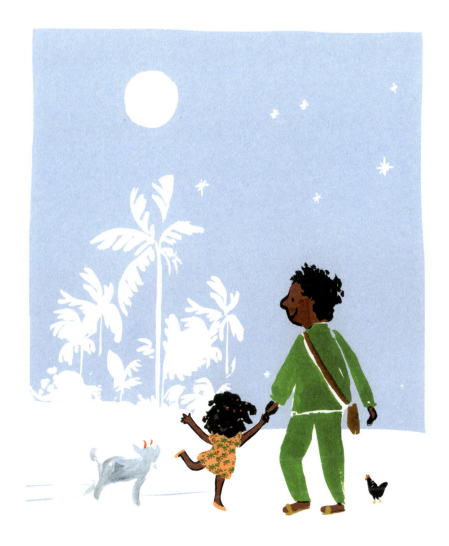

E depois ainda, meu pai me chamou de "perolazinha", do jeito que eu adoro.
E com tudo isso, a noite logo veio e nós voltamos para casa.

Minha mãe disse:
— Vá escovar os dentes, que eu vou levar seu pijama limpinho.

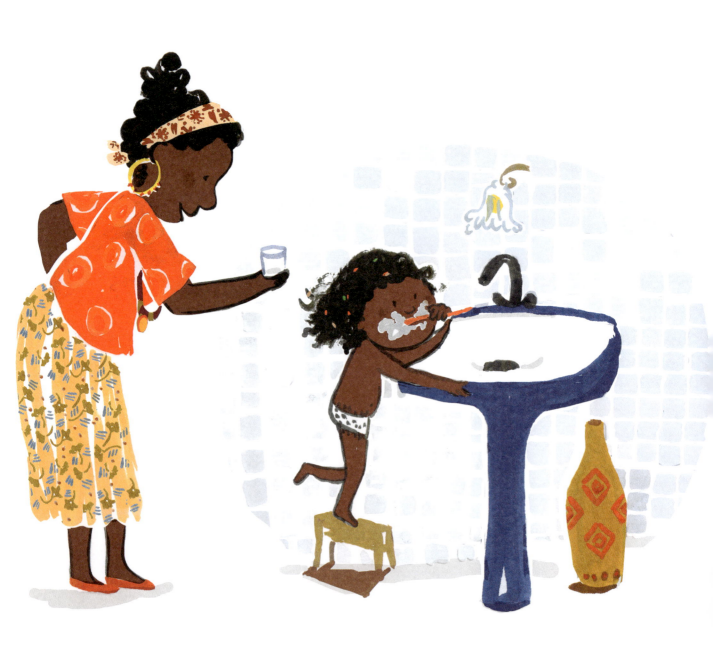

Meu pai disse:
— Vista o seu pijama, que eu vou te contar um segredo.

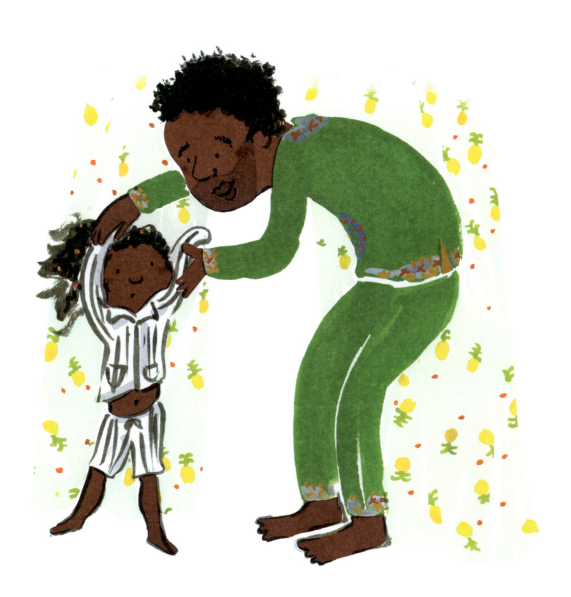

— Oba! O segredo da vovó Ma'a! — eu gritei.
— Isso, mas xiiiu! — meu pai respondeu com um sorriso nos olhos, colocando o dedo sobre a boca.

Então, o meu pai me contou que os pijamas são uns carinhas bem sapecas que gostam de aprontar! E que, de madrugada, quando as crianças estão dormindo e fazem uma gotinhazica de nada bem pequeninica de xixi no pijama, esses carinhas sapecas aproveitam e fazem um belo de um xixizão bem grandão em cima!

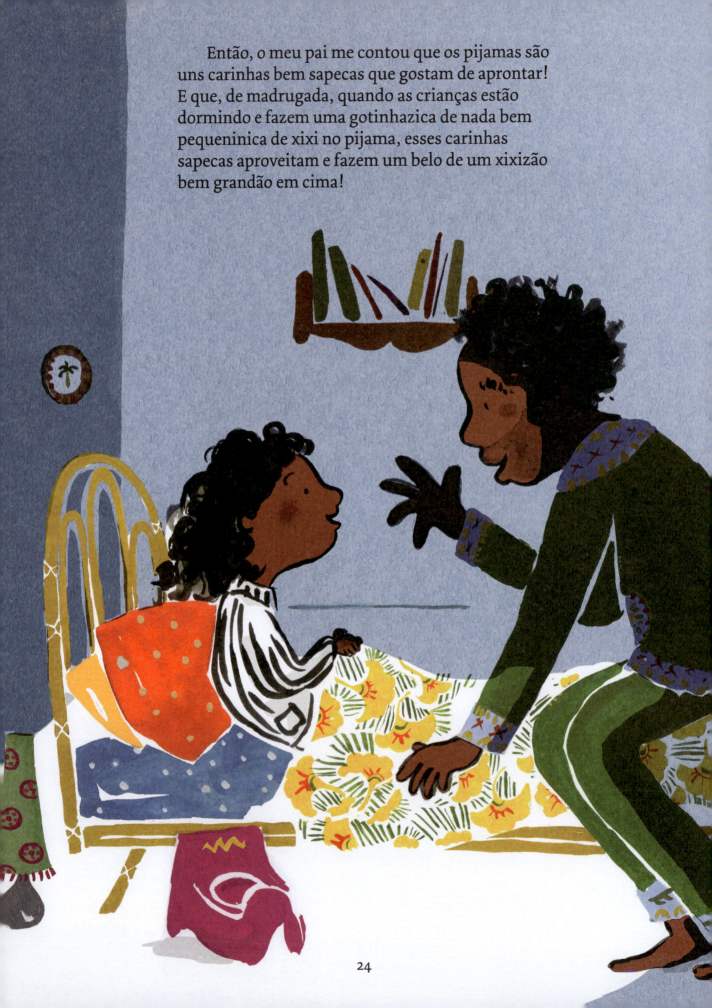

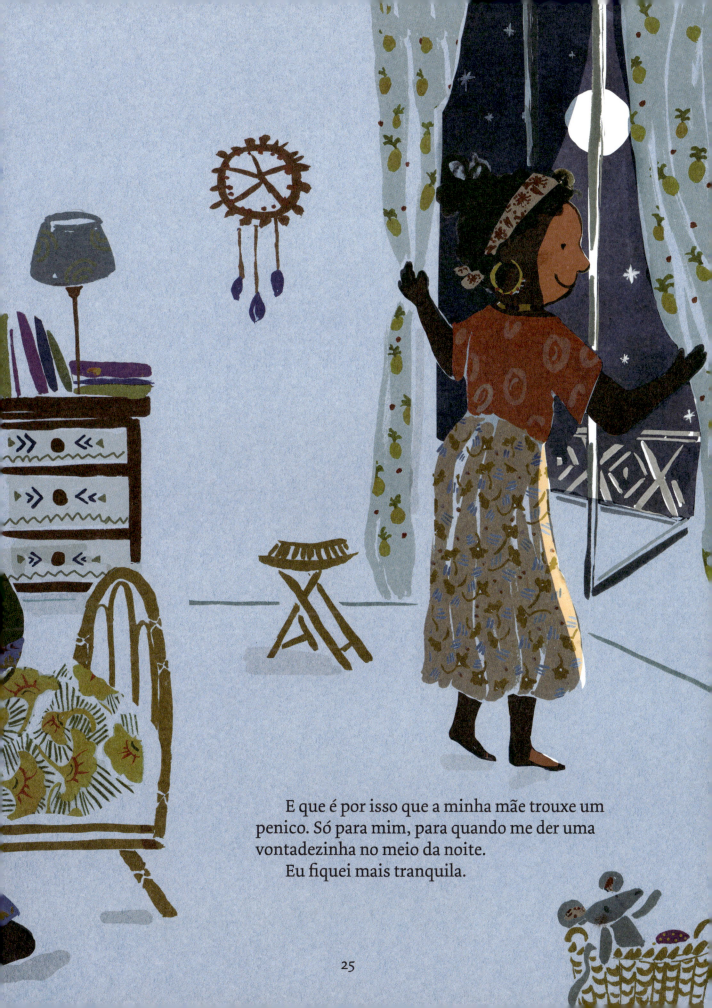

E que é por isso que a minha mãe trouxe um penico. Só para mim, para quando me der uma vontadezinha no meio da noite.
Eu fiquei mais tranquila.

E depois, a gente deu boa-noite uns para os outros, como a gente faz sempre, cada vez com palavras de carinho diferentes.

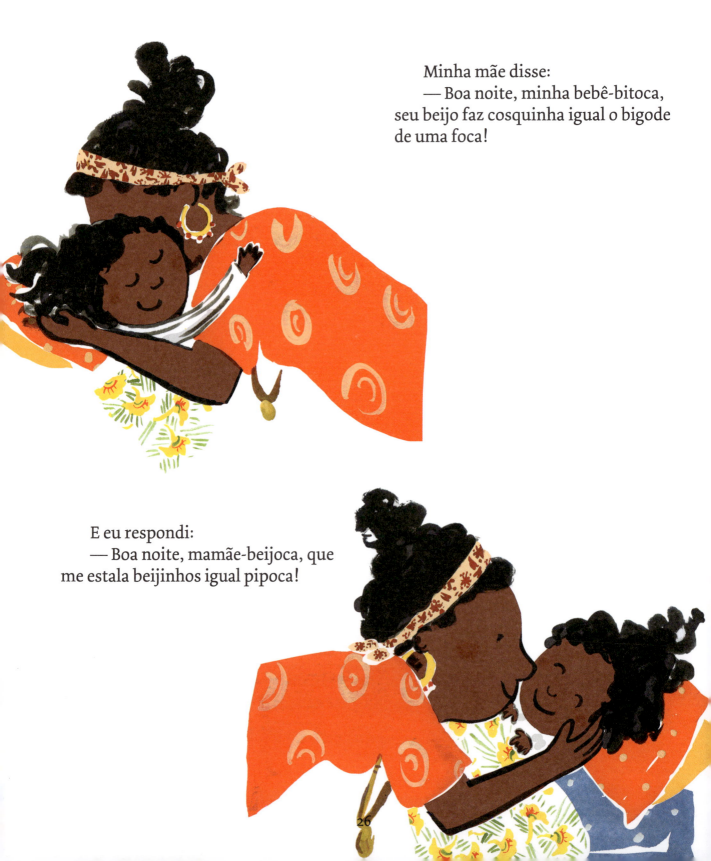

Minha mãe disse:
— Boa noite, minha bebê-bitoca, seu beijo faz cosquinha igual o bigode de uma foca!

E eu respondi:
— Boa noite, mamãe-beijoca, que me estala beijinhos igual pipoca!

Meu pai murmurou:
— Boa noite, meu docinho. Com suas mãozinhas, vem me fazer carinho!
E eu sussurrei:
— Boa noite, papai-coceira, que adora uma brincadeira!

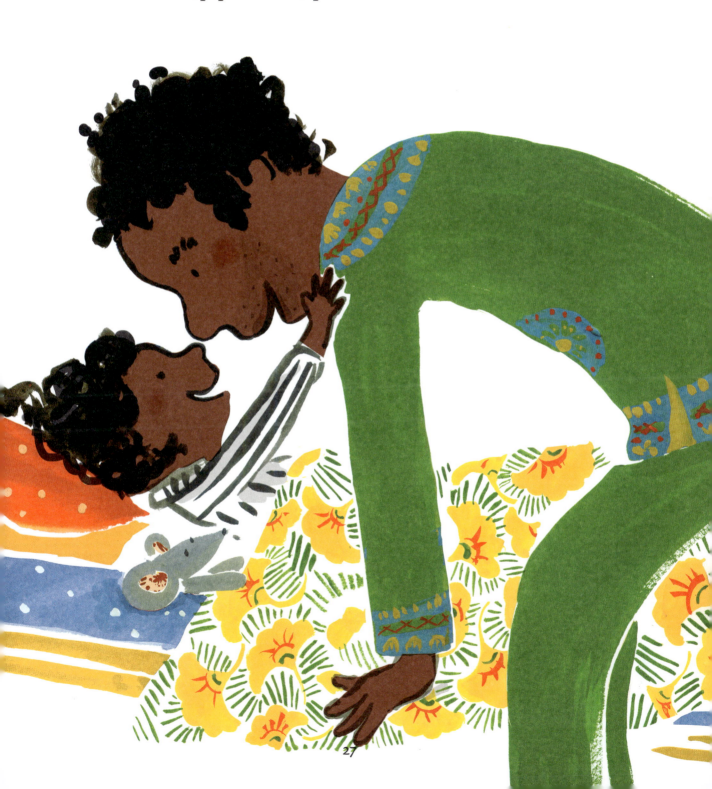

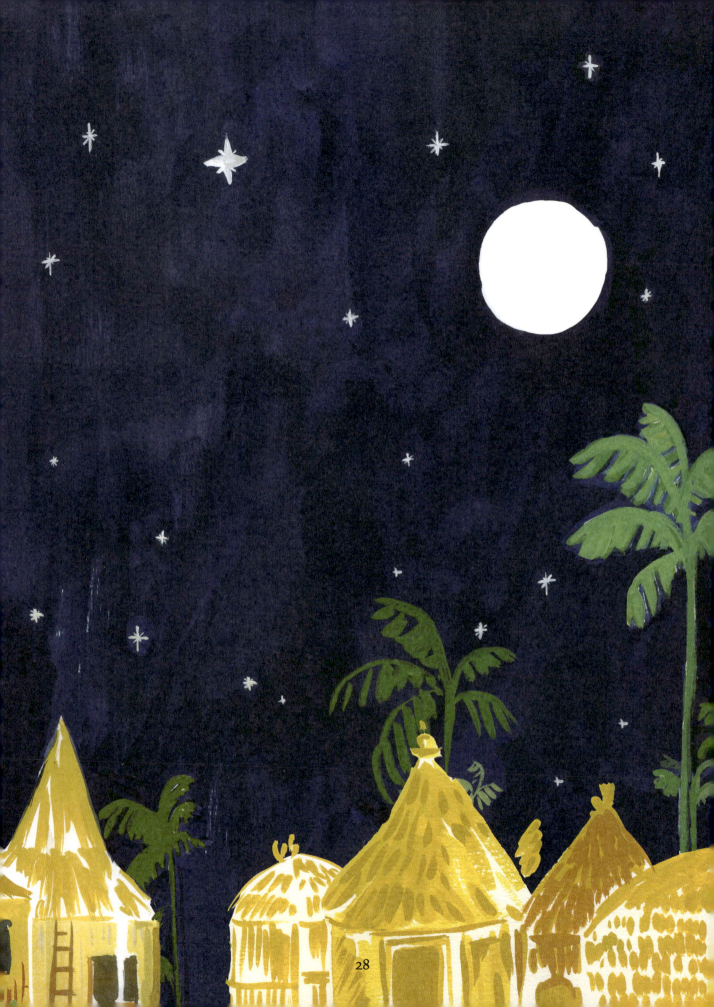

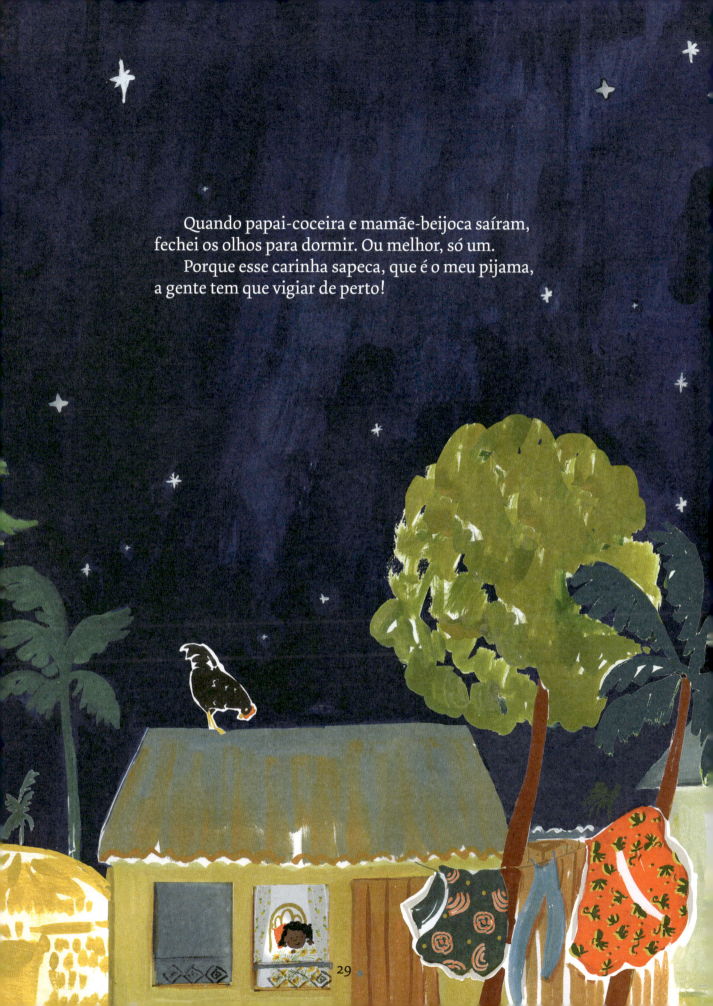

Quando papai-coceira e mamãe-beijoca saíram, fechei os olhos para dormir. Ou melhor, só um. Porque esse carinha sapeca, que é o meu pijama, a gente tem que vigiar de perto!

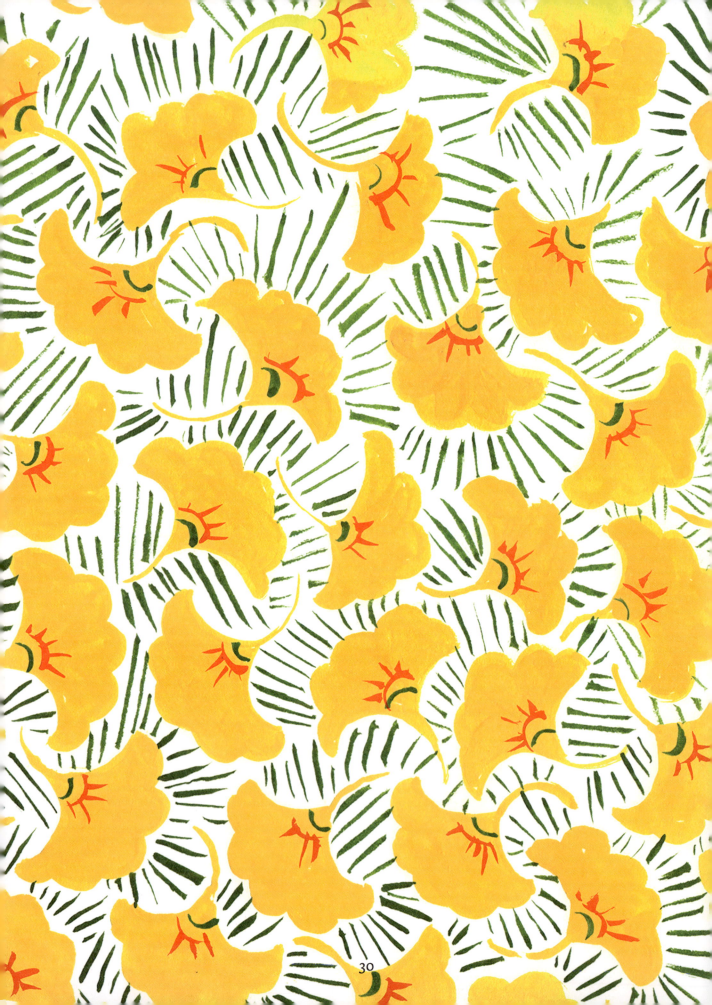

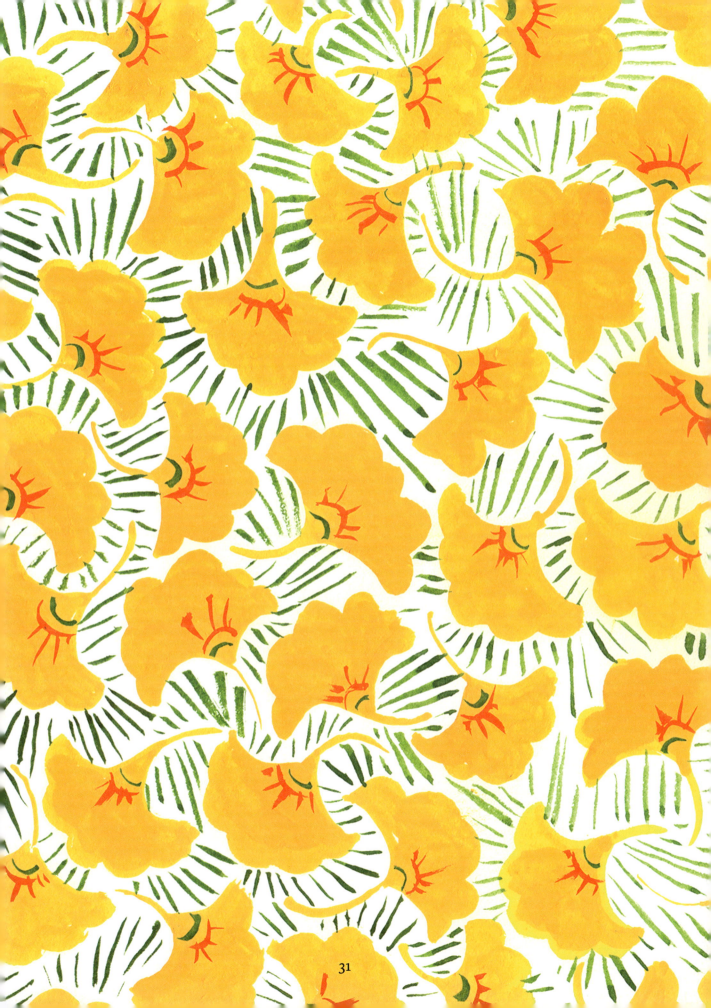

Este livro foi composto na fonte Dolly e impresso em
papel offset 120 g/m na gráfica COAN.
Tubarão, Brasil, abril de 2023.